I0441120

99 Affirmations

Ultra-Puissantes pour

Changer Vos Habitudes

Changez Tout Aujourd'hui Même,

Remplacez l'Ancien

Par Le Nouveau

Frank Costa

Copyright © 2018, Frank Costa. Tous droits réservés.

Table des matières

...

Je me pardonne toute mauvaise habitude passée et je lui dis adieu maintenant

Je suis un exemple de bonne santé et de résistance à la tentation

Je suis fier d'adopter de bonnes habitudes et d'éliminer les mauvaises

...

Introduction à la série

« Les seules limites sont celles que l'on s'impose »

Tout d'abord, je veux vous remercier et vous féliciter pour avoir téléchargé ce livre. Par cet acte en apparence si simple, vous démontrez à l'Univers que vous êtes prêt à agir pour devenir l'acteur et l'artisan de votre réalité, que vous avez décidé de faire ce qu'il fallait pour être plus heureux et plus épanoui.

Mais comment faire pour transformer ce premier pas en outil de changement puissant ? En utilisant un outil tout simple, gratuit, toujours disponible, qui ne demande que quelques instants chaque jour et qui ne nécessite aucun apprentissage : les affirmations.

Grâce à celles-ci, à la puissance du Verbe (qu'il soit prononcé verbalement ou intérieurement) vous reprendrez le contrôle de votre vie, un contrôle total si vous le souhaitez. Et pour cela, nul besoin d'attendre ou de suivre une formation : vous pouvez commencez aujourd'hui, et même maintenant !

On pourrait définir une affirmation comme une déclaration positive d'un fait ou d'un état comme s'il était déjà manifesté, formulée énergiquement et avec confiance. En réalité, vous le faites déjà tout ou long de la journée, souvent inconsciemment. Tout ce que vous pensez, tout ce que vous dites est une affirmation, une déclaration positive ou négative. Dès lors, il faut choisir avec soin ce sur quoi vous voulez vous focaliser, car cela tendra à se manifester ou se maintenir en l'état.

Les affirmations fonctionnent pour absolument tout, que ce soit pour améliorer vos conditions de vie, votre santé, trouver le travail de vos rêves, attirer la richesse… ou pour améliorer votre vie intérieure, progresser, rencontrer l'amour, vivre dans la joie, être respecté, vous défaire d'une habitude néfaste…

Quand vous constaterez les premiers résultats, qui arrivent parfois très vite, vous progresserez encore plus rapidement, car vous *saurez* que cela fonctionne. Débarrassé du doute et de la peur, vous reprendrez confiance en votre pouvoir créateur naturel et cela accélérera la manifestation de vos affirmations.

Les affirmations sont connues depuis les temps les plus reculés et sont utilisées avec succès par tout ce que le monde compte de champions, de grands sportifs, d'hommes d'affaires ayant réussi, de stars du cinéma ou de la chanson, de scientifiques brillants...

Comme eux, vous aussi pouvez apprendre à débloquer votre pouvoir et votre potentiel pour atteindre tous vos objectifs et relever tous les défis de la vie, qui sont là pour vous faire grandir en vous poussant à vous dépasser.

Pour utiliser efficacement les affirmations, vous n'avez qu'une chose à faire : vous en servir au quotidien, le plus souvent possible, avec foi et confiance. Si ces deux derniers éléments sont absents au départ, ou vous quittent par moment, ne vous inquiétez pas et continuez à travailler sur votre réalité à l'aide de vos affirmations. Au bout de quelques temps, des signes commenceront à apparaître qui vous indiqueront que vous êtes sur la voie de la transformation, et cela vous redonnera confiance.

Bien sûr, si vous affirmez une phrase telle que « *L'argent vient à moi facilement chaque jour* » et que votre réalité actuelle ne vous permet même pas de payer vos factures, vous allez en être conscient. Le but des affirmations n'est pas de vous mentir à vous-même ou de vous masquer la réalité des choses.

Le but est tout simplement de transformer la réalité actuelle en utilisant le pouvoir du Verbe. Donc, au bout d'un certain temps, les affirmations commencent à transformer votre paysage intérieur. **Tout commence toujours à l'intérieur, pour se**

manifester à l'extérieur. On peut également dire, en renversant cette proposition que **tout ce que vous voyez se manifester dans votre vie est le reflet de votre paysage intérieur.** C'est la même chose. Le monde est un miroir.

Par conséquent, en affirmant la richesse là où se trouve la pauvreté, la santé là où se manifeste la maladie, la joie là où il y a la tristesse, vous décidez d'effacer une illusion pour la remplacer par une qualité d'essence divine. En persévérant dans cette voie, en maintenant une nouvelle vision, l'Univers n'a pas d'autre choix que de modeler votre réalité sur votre paysage intérieur, car les deux sont indissociables.

Quand votre réalité commence à changer, vous devez continuer à faire votre part et à travailler avec l'Univers. Bien qu'il soit possible que des choses semblent se manifester « comme par magie » dans votre vie et que ce qu'on nomme « la chance » vous accorde ses faveurs, vous aurez en général à concrétiser des opportunités et à saisir les occasions quand celles-ci se présenteront.

Comme vous dégagerez des vibrations positives, vous commencerez à attirer sur votre chemin les personnes et les situations qui vous permettront d'avancer en direction de votre but. Et comme vous saurez pourquoi ces personnes et ces situations se manifestent, que vous saurez que c'est la réponse de l'Univers à votre requête, vous aurez la confiance et la motivation nécessaires pour agir. Vous n'hésiterez pas, que ce soit pour accepter un nouveau poste, prendre des responsabilités ou procéder à des changements radicaux dans votre vie. Vous vous sentirez maître de votre destin et vous libérerez de la peur paralysante et des doutes sclérosants.

Les affirmations contenues dans ce livre sont suffisamment nombreuses et variées pour que vous trouviez celles qui vous correspondent. Elles sont là pour être utilisées, alors servez-vous en !

Explorez-les sans limites. Si certaines d'entre elles entrent en résonance avec vous au départ mais qu'au fil du temps elles vous touchent moins, sentez-vous libre d'en changer. Vous pouvez même écrire les vôtres ! L'important est qu'en les utilisant, vous sentiez qu'elles vous transforment d'une manière positive et qu'elle vous donnent une énergie nouvelle. En travaillant de cette façon, des miracles se produiront dans votre vie.

Comme pour leur choix, ne vous limitez pas quant à leur utilisation. Vous pouvez utiliser les affirmations tout le temps et partout, en toutes circonstances. Elles peuvent aussi bien vous être d'un grand réconfort dans les épreuves et les situations compliquées que quand tout va bien. Ne cessez jamais de les utiliser.

Si vous êtes dans une phase négative, elles ont le pouvoir de transformer rapidement la situation de la meilleure manière possible. Si vous êtes dans un cycle positif, elles contribueront à le maintenir et l'embellir encore.

Au-delà de la résolution de problèmes et de l'atteinte d'objectifs, travailler quotidiennement avec les affirmations vous reconnecte avec l'énergie divine, ou l'énergie universelle si vous préférez ce terme. Peu importe que vous ayez une croyance ou non. Faites exactement ce qu'il faut faire, suivez la méthode que je vais détailler pour vous dans un instant, et vous obtiendrez des résultats qui dépasseront toutes vos espérances.

Vous êtes ici pour être heureux, sains, ne manquant de rien et vous réalisant à travers l'activité qui vous correspond et qui sera utile pour le plus grand nombre. Vous êtes unique et vous avez quelque chose d'unique à offrir au monde. En utilisant les affirmations, vous serez naturellement amené à vous accomplir.

L'utilisation des affirmations est comme un raccourci, une voie express vers la manifestation de ce que vous voulez dans votre vie. Si vous ressassez toujours vos problèmes, que vous vous plaignez de ce qui vous fait souffrir, vous affirmez une réalité et empêchez tout changement de fond.

Peu importe que vous ayez raison ou tort, ou que votre problème soit « réel » et vous paraisse insurmontable. Si vous voulez vraiment vous en débarrasser et renaître à une vie nouvelle, vous n'avez pas de temps à perdre à ruminer des idées et des sentiments négatifs, que ce soit envers vous ou envers d'autres personnes, la société, Dieu, la météo ou que sais-je encore.

Au lieu de cela, dites adieu à votre ancien monde et accueillez **dès aujourd'hui et sans réserve** celui que *vous* aurez choisi. Cela est si simple que vous vous demanderez très bientôt comment vous avez pu abdiquer votre pouvoir créateur pour nourrir les faux maîtres que sont vos propres pensées et sentiments négatifs, pures illusions sur lesquelles vous avez toujours eu prise.

La Méthode

Vous savez maintenant ce que sont les affirmations et ce qu'elles peuvent faire pour vous. Il est temps à présent de vous en servir.

Voici la méthode simple en trois étapes pour obtenir des résultats rapides :

1. **Choisissez** entre trois et sept affirmations parmi celles qui suivent + créez la vôtre.
2. **Répétez** ces affirmations tranquillement le matin au réveil et le soir avant de vous coucher + le plus souvent possible au cours de la journée.
3. **Écrivez**-les sur un cahier dédié chaque jour, au minimum une fois, dans l'idéal entre 10 et 25 fois chacune.

Combien de temps devez-vous pratiquer cela ? Jusqu'à ce que vous ayez atteint les résultats attendus. Cela peut-être très rapide ou un peu plus long. Il s'agit d'implanter une nouvelle vision des choses, de nouvelles croyances et de nouveaux sentiments dans votre subconscient. Dès l'instant où cela est fait, les changements suivent automatiquement.

Un minimum de 21 jours est recommandé dans tous les cas. Une « cure » d'affirmations sur un sujet donné de 90 jours transformera votre vie dans le sens que vous souhaitez et même au-delà.

Une fois votre but atteint dans un domaine, vous pouvez vous consacrer à un autre domaine et ainsi de suite. Vous êtes redevenus maître de votre vie. Repoussez les limites. Amusez-vous à créer votre réalité avec des objectifs de plus en plus grand.

Et rappelez-vous que les seules limites que nous rencontrons sont celles que nous nous imposons.

Note sur les affirmations

Bien que la plupart des affirmations qui suivent soient formulées au présent et de manière positive, certaines échappent à cette règle. En effet, comme toute règle, celle-ci n'est pas absolue et chez certaines personnes, le fait de désigner un mal ou d'indiquer ce que l'on souhaite pour le futur peut générer un puissant sentiment de bien-être et de sécurité, sentiments contribuant à accélérer la manifestation. Si tel est votre cas, n'hésitez pas à inclure une ou deux affirmations de ce type dans votre sélection.

D'autre part, certaines affirmations sont très proches l'une de l'autre et peuvent *sembler* quelque peu répétitives. Toutefois, tout comme en musique, les nuances sont importantes et chaque terme a une vibration qui lui est propre, chaque tournure de phrases fera résonner différemment en vous les mots qu'elle contient.

Essayez de trouver les affirmations qui suscitent chez vous le plus d'émotions positives. Ce sont celles avec lesquelles vous obtiendrez les meilleurs résultats, dans les délais les plus courts.

Affirmations

Je suis plus fort qu'aucune mauvaise habitude ne pourra jamais l'être

Je remplace les cigarettes par des pensées positives

Je suis capable de faire la différence entre les bonnes et les mauvaises habitudes

Je suis un exemple de bonne santé et de résistance à la tentation

Je suis un être spontané plutôt qu'un être d'habitudes

J'apprends et j'adopte les bons comportements pour remplacer mes mauvaises habitudes

Je n'entretiens pas de pensées négatives car cela conduit à des habitudes négatives

J'apprends de bonnes habitudes de ceux qui en ont de mauvaises

Je comprends l'impact des mauvaises habitudes sur ma vie

Je sais me tenir éloigné des habitudes qui entravent ma croissance

Je vais de l'avant dans la vie et je suis conscient que les mauvaises habitudes freinent mes progrès

Je sais que mes habitudes ont été apprises et j'en apprends à présent de meilleures

Je sais que mes habitudes font partie de qui je suis et doivent donc être positives

Je peux facilement résister à la tentation

Je sais mettre de côté mes habitudes quand la vie l'exige

Je n'ai pas besoin de fumer, de boire ou de découcher car je sais que ma vie vaut plus que cela

Je suis responsable de mon destin, que je conduit par le bon sens et de bonnes habitudes

Je connais mes forces et je refuse d'entretenir des pensées de faiblesse

J'ai la force de résister aux mauvaises habitudes

Je sais que la volonté de puissance est un avantage pour moi et je l'utilise avec profit

Je me connais et j'ai le contrôle total de mes habitudes

Je suis toujours conscient que ma vie est trop précieuse pour la perdre dans des habitudes négatives

J'ai pris de bonnes habitudes de ceux qui comptent pour moi et je les respecte

Je suis reconnaissant pour ma faculté de résistance aux tentations nocives

Je comprends la puissance des habitudes et je les utilise avec bon sens afin de contrôler ma vie

Je ne suis pas tenté par les habitudes négatives

Je possède une puissante faculté de résistance à la tentation

J'ai un cœur fort car j'ai de bonnes habitudes alimentaires et je reste positif

Je suis fier d'adopter de bonnes habitudes et d'éliminer les mauvaises

Je peux résister à toute tentation parce que je suis fort

Je suis heureux que mes mauvaises habitudes soient du passé

Je mérite le bonheur, parce que je sais résister à la tentation

Je suis heureux sans mauvaises habitudes

Je sais que mes bonnes habitudes font de moi une meilleure personne

Je suis capable de distinguer entre le bien et le mal

Je peux résister à la tentation parce que je connais les conséquences d'y succomber

J'adopte des habitudes positives et je résiste au mal

J'apprends tous les jours de nouvelles habitudes positives

Je suis capable de mettre une habitude de côté quand la situation l'exige
J'aime ma vie parce que les mauvaises habitudes ne sont pas autorisées à y entrer

Je suis fort et capable de résister à la tentation

Je célèbre et suis fier de ma force de caractère au quotidien

J'ai appris à me faire confiance

Je crois en mon propre pouvoir de résister à la tentation

Je sais que je suis aimé et respecté pour ma maîtrise de moi

Je ne permets à aucune mauvaise habitude de dicter mon comportement

Je peux regarder la tentation en face et lui résister facilement

Je peux toujours développer de nouvelles habitudes pour améliorer ma vie

Je suis capable de reconnaître le bien et le mal, et d'agir en conséquence

Mes habitudes font partie de qui je suis et sont positives

Je peux évaluer mes habitudes et j'ai la force de mettre de côté celles qui sont négatives

Je suis fort et je suis en mesure de résister à toute tentation négative

Je ne laisserai plus jamais une mauvaise habitude prendre le contrôle de ma vie

Je ne permets pas aux mauvaises habitudes de définir qui je suis

Je suis fort et je n'ai pas besoin de mauvaises habitudes dans ma vie

Je peux marcher avec fierté, car je sais que j'ai la maîtrise de mes habitudes

Je ne serai plus jamais victime de mauvaises habitudes

Chaque habitude qui entre dans ma vie est positive

Je n'entretiens pas de mauvaises habitudes et je sais leur résister

Je suis conscient que les mauvaises habitudes ne font pas partie de qui je suis

Je sais que mes habitudes ne seront jamais plus importantes que mon développement

J'ai un talent pour la chercher et adopter de bonnes habitudes

Je crois en la puissance de mon esprit pour arrêter instantanément les mauvaises habitudes
Je connais la valeur de ma vie et cela me permet de résister aux mauvaises habitudes

Je sais que les habitudes sont apprises et peuvent donc être désapprises

Je suis un modèle pour ceux qui ne possèdent pas la même force que moi

Je refuse les mauvaises habitudes car elles n'ajoutent rien à ma vie

Je peux progresser dans la vie sans être entravé par de mauvaises habitudes

J'augmente ma force chaque fois que je dis «non» à une mauvaise habitude

Je sais que ma force vient de ma résistance aux mauvaises habitudes, plutôt qu'au fait d'y céder

Je suis assez intelligent pour savoir comment arrêter une mauvaise habitude

Je reconnais mes mauvaises habitudes et je les remplace par des pensées positives

Je remplace les mauvaises habitudes par de bonnes habitudes car ma vie est précieuse

Je suis capable de n'avoir que de bonnes habitudes

Les habitudes sont puissantes mais je suis plus puissant

Je me pardonne toute mauvaise habitude passée et je lui dis adieu maintenant

J'ai le courage de regarder en face mes mauvaises habitudes et d'évaluer leurs conséquences dans ma vie

Je suis la source de ma force contre le pouvoir des habitudes
Peu importe les habitudes que j'ai eu jusqu'ici, je décide aujourd'hui d'en changer

Je suis une belle personne et je ne laisserai pas les habitudes prendre le pas sur ma volonté

Je sais que chaque fois que je laisse tomber une mauvaise habitude, je deviens meilleur

J'avance droit devant en évitant les habitudes qui entravent mon chemin

Je suis conscient de mes actes routiniers et je ne les laisserai jamais se transformer en mauvaises habitudes

J'aime ma vie parce qu'elle est dépourvue de mauvaises habitudes

J'ai une étonnante capacité à savoir ce qui est bon pour moi

Je ne veux pas de mauvaises habitudes quand il y en a tellement bonnes à adopter

Il n'y a pas d'habitude plus importante pour moi que mon bien-être

Je suis admiré pour ma résistance à la tentation

Je suis conscient de la fragilité humaine et les tentations me permettent d'évaluer mes forces

Les habitudes que je porte dans la vie sont positives et j'en suis fier

Je suis plus fort que toute habitude

Je suis fier de ma résistance aux habitudes qui me détruisent

Je suis conscient que les habitudes qui réduisent mon espérance de vie sont indignes de qui je suis

J'ai un esprit fort quand il s'agit de résister à de mauvaises habitudes

Je connais ma force et je n'hésite pas à l'employer

Je me regarde dans le miroir et je suis fier d'avoir repris ma vie en main

J'ai le contrôle absolu de ma vie et de mes habitudes

Je prends toujours les bonnes décisions en ce qui concerne les habitudes

Le pouvoir de résister aux tentations se trouve en moi, toujours disponible

+

Inspirez-vous de ce qui précède, et rédigez ici *votre affirmation*.

En guise de conclusion

Les affirmations ci-dessus sont très puissantes mais n'oubliez pas que si vous ne vous en servez pas... il ne se passera rien.

Pour obtenir des résultats, il vous faut pratiquer sur une base quotidienne. La répétition est un facteur-clé. Il vous faut transformer vos vieux schémas de pensées pour les remplacer par de nouveaux que *vous* aurez choisi.

Suivez simplement le plan en trois étapes simples que je vous ai présenté en introduction et regardez ce qui se passe.

Vous êtes au bord d'un changement de vie radical, qui vous conduira vers la richesse, le bonheur, la santé, l'épanouissement personnel dans tous les domaines de votre vie et la réalisation de vos rêves les plus chers.

Ne laissez pas votre mental vous bloquer et *pratiquez* sans cesse, au besoin *malgré* le doute et le découragement car

« *L'heure la plus sombre précède toujours l'aube* »

Alors des miracles se produiront dans votre vie.

C'est tout le bonheur que je vous souhaite.

Frank

Merci !

Avant de nous quitter, je veux vous remercier et vous féliciter une nouvelle fois pour avoir pris le temps de lire ce livre.

Si vous avez aimé ce que vous y avez découvert ou si vous voulez témoigner des changements positifs survenus en pratiquant la méthode simple exposée ici, pourriez-vous prendre quelques instants pour laisser une évaluation sur le site d'Amazon ?

Chaque commentaire est précieux et permet aux auteurs de toujours s'améliorer, et aux lecteurs de se repérer dans la multitude de livres existant.

Merci à vous !

www.ingramcontent.com/pod-product-compliance
Lightning Source LLC
Chambersburg PA
CBHW071315280526
45788CB00004B/1904